Dr CALOT

Chirurgien en chef de l'hôpital Rothschild
de l'hôpital Cazin-Perrochaud et du dispensaire de Berck.

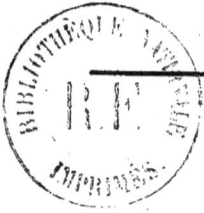

NOTE

SUR LA

CORRECTION OPÉRATOIRE

DES SCOLIOSES GRAVES

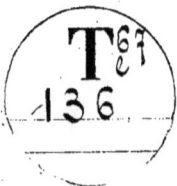

MASSON et Cie, ÉDITEURS,
PARIS, 120, BOULEVARD SAINT-GERMAIN.

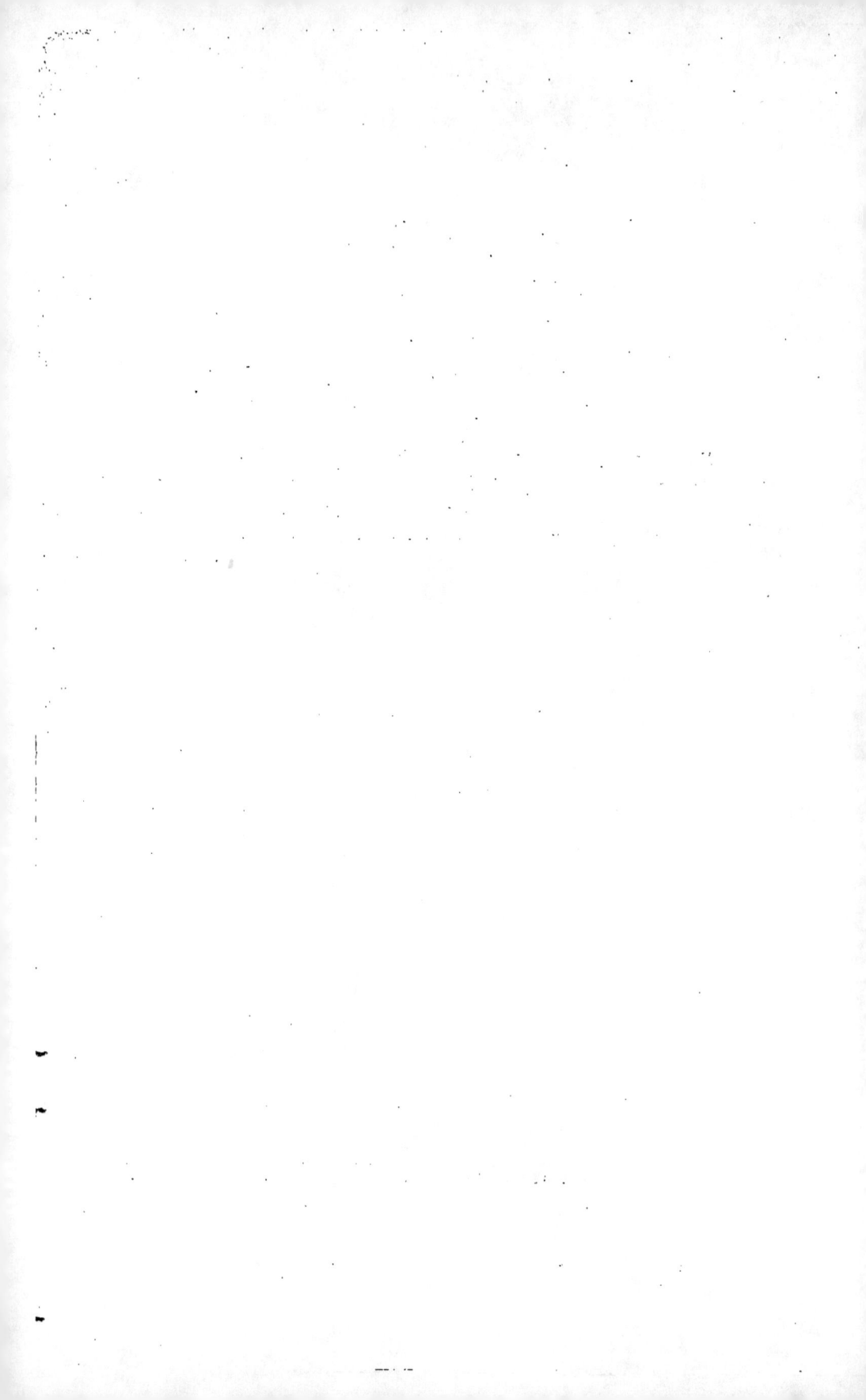

DU MÊME AUTEUR

Note sur quelques modifications apportées à la technique des maux de Pott. Une brochure in-8° avec 6 figures dans le texte. . . . . 1 fr.

Le traitement de la Coxalgie, 1 volume in-18 avec 41 figures dans le texte, reliure souple, peau pleine . . . . 5 fr.

55192. — Imprimerie Lahure, 9, rue de Fleurus, Paris.

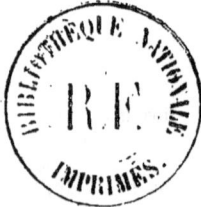

NOTE

SUR LA

CORRECTION OPÉRATOIRE DES SCOLIOSES GRAVES

Par le Dr CALOT

Chirurgien en chef de l'hôpital Rothschild,
de l'hôpital Cazin-Perrochaud et du dispensaire de Berck.

Il est bien acquis pour tous qu'il y a des scolioses rebelles, des scolioses graves, je dirais volontiers malignes, qui s'aggravent toujours davantage malgré les traitements qu'on leur oppose d'ordinaire.

C'est précisément ces scolioses à forme grave que je vise dans cette note, et nullement les scolioses légères, les scolioses à peine marquées que l'on a vu guérir avec les traitements les plus divers, et que même parfois, ayons le courage de le dire, l'on a vues guérir spontanément, sans traitement aucun.

Le traitement dont on va lire ici l'exposé ressemble beaucoup à celui que j'applique aux gibbosités du mal de Pott.

Ce traitement est sévère, il est ennuyeux pour les malades d'un certain âge, puisqu'il nécessite un repos absolu de plusieurs mois dans un bandage plâtré embrassant la totalité du tronc, y compris la tête le plus souvent : on conçoit donc que je ne le conseille et ne l'applique qu'aux seuls scoliotiques pour lesquels tous les autres traitements ont échoué. En premier lieu pour les scoliotiques au 3e degré, si l'on veut se reporter à la classification de Bouvier.

« Dans ce 3e degré, dit Kirmisson, les courbures latérales de la colonne vertébrale ne subissent plus aucune modification de la part du traitement (M. Kirmisson veut dire « des traitements actuellement recommandés »); la gibbosité costale est extrêmement prononcée, ces malades ne peuvent plus échapper à la qualification de *bossus*. Dans ces conditions il n'est plus possible d'espérer du traitement (toujours les traitements classiques) une amélioration sérieuse; les malades sont condamnés à conserver une difformité irrémédiable qui souvent ne fera que s'accroître avec les progrès de l'âge et qui déterminant des troubles graves du côté de la respiration et de la circulation aura pour conséquence d'abréger considérablement chez certains d'entre eux la durée de l'existence ».

C'est à ce type de scoliose qu'appartient manifestement la scoliose figurée ici (voir les figures 1, 2, 3).

Voilà une enfant de 14 ans 1/2 qui a été soignée dès le début de sa maladie vers l'âge de 6 ans, par les plus grands spécialistes de l'Allemagne.

Découragés de voir échouer les uns après les autres tous les traitements proposés au delà du Rhin, les parents sont venus s'installer à Paris uniquement pour s'occuper de la santé de leur enfant et l'ont remise entre les mains de l'un des maîtres les plus éminents et les plus autorisés de notre pays, un maître universellement connu précisément par ses travaux sur la scoliose.

Il y a plus de trois ans que cette enfant a suivi, sans interruption, le nouveau traitement institué en France. Et voilà représenté sur ces figures le résultat si misérable auquel ont abouti tant de soins et tant d'efforts !

Qu'est-ce à dire, sinon que contre certaines formes de scoliose tous les traitements actuellement en usage sont impuissants, car je pourrais citer dix, vingt, cinquante faits absolument comparables à celui-là.

C'est pour ces variétés de scoliose que je propose un traitement chirurgical analogue à celui des gibbosités du mal de Pott, et tout le monde, je pense, sera de mon avis pour admettre que ce traitement opératoire s'impose en pareil cas.

Par contre beaucoup de chirurgiens se refuseront certainement à l'appliquer aux scolioses du 2e degré : j'avoue que ce n'est pas mon cas.

Pour ces scolioses au 2e degré il est permis d'espérer, suivant Kirmisson, arriver par un traitement convenable à améliorer l'état du malade, sinon à faire disparaître complètement la déformation.

J'en demande pardon à tous les grands chirurgiens orthopédistes de France et de l'étranger, mais j'en suis encore à me demander, après avoir visité les cliniques de la plupart d'entre eux, j'en suis encore à me demander s'ils sont jamais arrivés à corriger une scoliose du 2e degré par leurs exercices de redressement mécanique, leurs manipulations savantes, leurs massages, leurs électrisations, leurs appareils à pressions temporaires....

Dans ces belles cliniques je n'ai tout au moins encore rien vu qui m'ait intimement convaincu de l'efficacité de ces traitements si savants, si ingénieux, si admirables....

Je me demande même s'ils peuvent arrêter les progrès de la maladie, s'ils peuvent empêcher une scoliose tant soit peu rebelle de passer du 2e au 3e degré, et si leurs résultats surpassent comme valeur et comme nombre, dans les scolioses au début, ceux que tout le monde obtient avec des moyens thérapeutiques infiniment plus modestes, par exemple le seul repos dans le décubitus horizontal gardé plusieurs heures dans la journée, et l'emploi pendant les heures de travail, d'un pupitre vertical et d'une chaise à dossier très élevé, soutenant bien le dos.

Mais je m'aperçois que, devant écrire une note très brève, ou même une simple légende explicative de ces figures, je me suis laissé aller à soulever une discussion qui provoquerait les polémiques les plus ardentes et demanderait les plus longs développements pour, en fin de compte..., ne pas aboutir à faire la lumière sur cette question, l'une des plus obscures de la pathologie. Je dirai simplement ici, pour expliquer mon attitude en présence de cette maladie : j'attends quelques mois avant de soumettre au redressement forcé, au traitement opératoire, les scoliotiques au 2e degré. Les traitements classiques sont institués pendant cette période ; et c'est seulement lorsque je me suis convaincu de leur impuissance — ce qui m'est toujours arrivé, sans compter que parfois la déviation avait encore progressé pendant ce temps-là — c'est alors que je redresse en une séance, sous le chloroforme, ces malades et que je leur applique, pour maintenir intégralement la correction, mon grand appareil plâtré qui doit rester en place pendant quatre à six mois.

Les divers temps de l'opération du redressement de la scoliose sont superposables aux temps déjà décrits du redressement du mal de Pott.

Les figures 1 et 2 représentent l'enfant sous deux aspects différents.

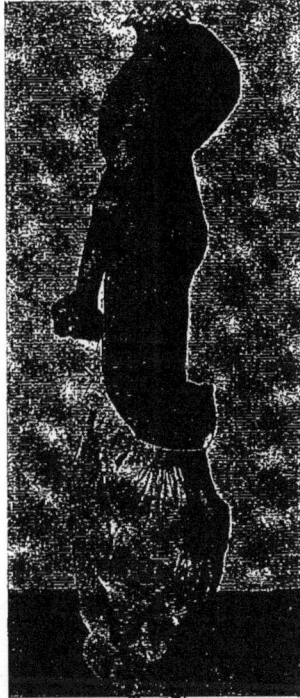

FIG. 1. — ENFANT DE 14 ANS-1/2 QUI A COMMENCÉ A SE DÉVIER
A L'AGE DE 6 ANS.

Voilà le résultat négatif laissé par les traitements les plus savants et les plus assidûment continués....

La légende placée au bas de ces figures rappelle en quelques mots l'histoire, rapportée plus haut, de cette scoliose grave.

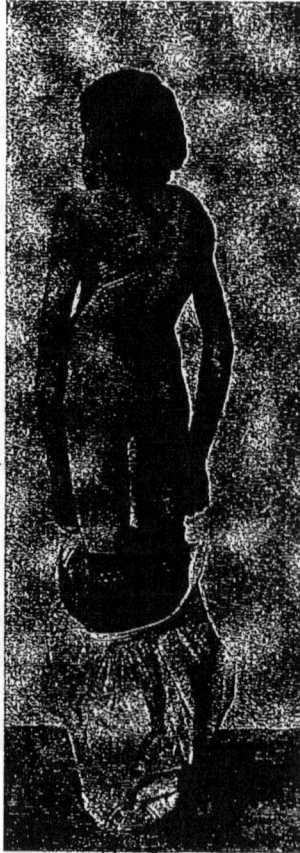

FIG. 11. — LA MÊME ENFANT.

— FIGURE III —

La figure 3 représente l'enfant couchée sur la table d'opérations. Elle mesure $1^m,14$ dans cette attitude. (Elle mesurera $1^m,25$ après le redressement.)

Avant de l'endormir on installe sur sa nuque et sous son menton le petit bandage en toile déjà décrit dans la note relative au redressement du mal de Pott.

Ce bandage, destiné à faciliter la traction exercée sur la tête, se voit bien sur les figures 4 et suivantes.

Il est fabriqué rapidement séance tenante avec deux bandes de toile qu'on pourra laisser dans l'appareil plâtré. Ces bandes ont une longueur approximative de 80 à 90 centimètres; la partie moyenne de l'une des bandes emboîte le menton, la partie moyenne de l'autre embrasse la partie postérieure de la tête. Elles viennent se rejoindre au-dessus de l'oreille de chaque côté, et sont fixées solidement l'une à l'autre en ce point par des épingles de nourrice. A 20 ou 30 centimètres de ce point d'intersection les extrémités flottantes des bandes sont saisies par les mains d'un aide vigoureux. Il est encore plus commode de nouer ces extrémités l'une à l'autre de chaque côté et de loger les deux nœuds dans les rainures latérales d'une tringle transversale, par exemple dans les crochets de la pièce métallique transversale de l'appareil à suspension de Sayre. L'aide saisira cette barre à pleines mains pour faire l'extension du rachis.

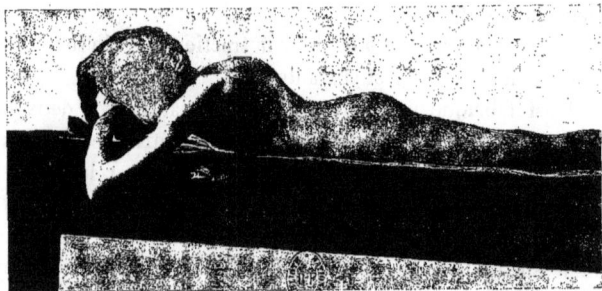

FIG. III. — LA MÊME, COUCHÉE SUR LA TABLE D'OPÉRATIONS.

— FIGURE IV —

Cette figure représente le premier temps du redressement du rachis, qui consiste dans l'extension forcée de celui-ci. Cette extension est faite par huit aides vigoureux, dont quatre sont placés à chaque extrémité du tronc. Je prie les lecteurs de porter les yeux dès maintenant sur les figures 5 et 6 pour se rendre compte de la place indiquée à chacun des aides.

Du côté de la tête, un aide vigoureux et exercé se place au milieu pour faire l'extension directe de la tête, en saisissant à pleines mains la barre transversale qui relie les extrémités du petit bandage décrit précédemment. Deux autres aides (sur cette figure des religieuses) tirent sur les deux bras afin que la tête n'ait pas à supporter la totalité de l'effort produit par les quatre personnes qui tirent sur l'extrémité inférieure du rachis.

La figure 4 est faite uniquement pour donner l'idée de ce que peut l'extension forcée à elle seule pour amener le redressement du rachis. Les aides arrivent, en procédant méthodiquement et progressivement, à déployer le maximum de leurs forces. La force maxima déployée dans ce cas particulier oscillait de 100 à 115 kilogrammes (mesurés au dynamomètre). L'on se rend bien compte, d'après les résultats des expériences que nous avons faites à l'École pratique, qu'une traction de cette valeur ne peut rien amener de fâcheux chez un enfant de cet âge. Dès que je m'aperçois qu'on n'obtient plus aucune correction par une traction de cette puissance, je passe au temps suivant.

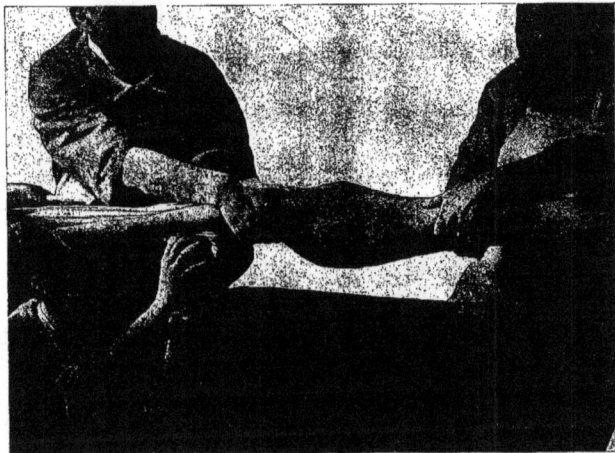

FIG. IV. — PREMIER TEMPS; EXTENSION FORCÉE DU RACHIS ET RÉSULTAT DONNÉ PAR UNE TRACTION
DE LA VALEUR DE 100 À 115 KILOGRAMMES.

— FIGURE V —

La figure 5 représente le 2ᵉ temps du redressement, où la pression directe exercée sur la difformité est associée à l'extension forcée du rachis.

Celle-ci est exercée par 6 aides et la pression directe est faite par le chirurgien aidé d'un 7ᵉ aide.

Le résultat est presque complet mais cependant pas absolument parfait. Que l'on veuille bien comparer cette figure à la figure 3, l'on verra combien le résultat est considérable. — L'enfant a grandi ainsi de 11 centimètres.

Dans le cas de difformités moins horribles l'on arrive du coup à la correction parfaite. Ici il m'a paru préférable de s'en tenir à la correction que voilà, sauf à chercher à compléter le résultat à l'ablation du premier appareil, au troisième mois.

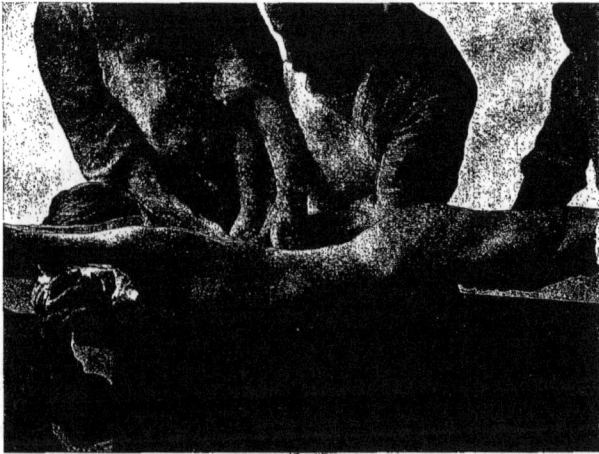

FIG. V. — DEUXIÈME TEMPS; ON ASSOCIE A L EXTENSION FORCÉE DU RACHIS, UNE PRESSION DIRECTE SUR LA VOUSSURE COSTALE. RÉSULTAT DONNÉ PAR CETTE DOUBLE MANŒUVRE.

— FIGURE VI —

La correction étant poussée aussi loin que je l'ai voulu, il ne reste plus qu'à la maintenir.

Le seul moyen de la maintenir intégralement, c'est d'enserrer la totalité du rachis, la tête y comprise, dans un bandage plâtré circulaire.

Pendant que se fait l'application de l'appareil — sous l'anesthésie — un aide vigoureux maintient par une pression solide l'effacement de la difformité, et les autres aides continuent l'extension forcée du rachis.

Nous avons longuement indiqué, dans la note relative à la nouvelle technique de redressement du mal de Pott, la manière de construire l'appareil plâtré. L'on commence par appliquer au niveau de la gibbosité des tampons d'ouate entre-croisés qui, comprimés par les bandes plâtrées, pénétreront de force, si je puis ainsi dire, comme un véritable coin dans le dos, c'est-à-dire vont continuer dans l'appareil la compression très puissante que faisaient les mains de l'aide au niveau de la gibbosité. Ces tamponnets sont longs de 10 à 15 centimètres et mesurent deux travers de doigt d'épaisseur ; la pression est plus rigoureuse s'ils sont faits avec de la ouate hydrophyle. Par-dessus ces tampons, et embrassant la totalité du tronc, sont passés des rouleaux d'ouate ordinaire. Il faut avoir soin d'appliquer une couche assez épaisse d'ouate, 2 ou 3 centimètres au moins, dans tous les points, pour que la bande plâtrée ne puisse exercer nulle part de pression douloureuse. Et les bandes plâtrées sont roulées ensuite par la méthode ordinaire sur cette ouate, et fortement serrées sur la totalité du tronc. Les bandes doivent être trempées dans l'eau chaude pour que la consolidation de l'appareil ne demande que quelques minutes — point capital puisque les aides doivent maintenir l'extension du rachis et la compression directe sur la gibbosité pendant tout le temps que demande cette consolidation[1].

1. Je vais avoir très prochainement à ma disposition, des appareils mécaniques me permettant de faire et de soutenir, pendant toute la durée de l'opération, l'extension forcée du rachis. Ainsi, les redressements, dans la scoliose et le mal de Pott, vont devenir encore plus faciles et moins fatigants....

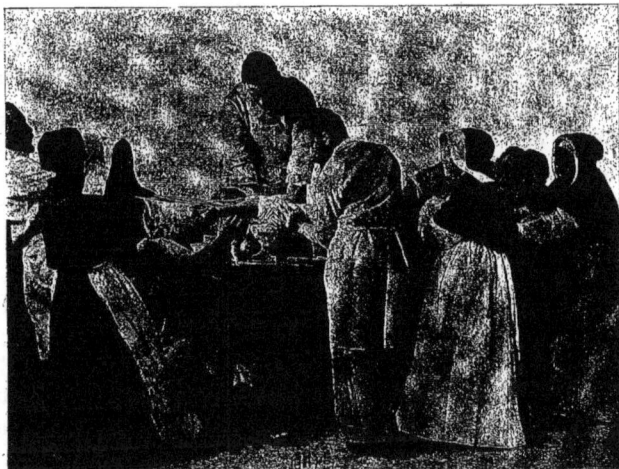

FIG. VI. — CETTE DOUBLE MANŒUVRE EST CONTINUÉE PENDANT QUE SE FAIT L'APPLICATION DE L'APPAREIL PLÂTRÉ.

— FIGURE VII —

Pour construire la partie cervicale et crânienne de appareil, on peut laisser l'enfant dans cette attitude horizontale, mais il est plus facile de la construire en suspendant l'enfant la tête en haut dans l'appareil à suspension ordinaire; il suffit pour cela d'introduire le crochet de l'appareil à suspension dans l'anneau de la pièce transversale avec laquelle on tirait la tête précédemment.

Mais on ne peut suspendre l'enfant que lorsque la partie dorsale et sous-cervicale de l'appareil est bien consolidée, sans cela l'appareil se déformerait et on laisserait se perdre par conséquent une partie de la correction obtenue. Devant la figure de l'enfant, se tient le chloroformisateur pendant que le chirurgien roule des bandes plâtrées autour du cou et de la tête, ne laissant à nu que la face, de la ligne sourcilière au menton. Le chloroformisateur, ai-je dit, surveille l'enfant pendant la durée de la suspension, qui se prolonge jusqu'à ce que le plâtre soit solide.

Je fais tirer sur les jambes de l'enfant pendant que dure cette consolidation.

Monté sur une chaise, un aide surveille le dynamomètre — que l'on voit figuré au-dessus de la tige transversale de l'appareil à suspension. — Je fais tirer jusqu'à ce que le dynamomètre marque 100 kilogrammes et je fais maintenir la traction à ce chiffre jusqu'à ce que le plâtre soit sec. Après l'opération, cette enfant mesure 1^m,25. Sa taille a donc grandi de 11 centimètres du seul fait du redressement.

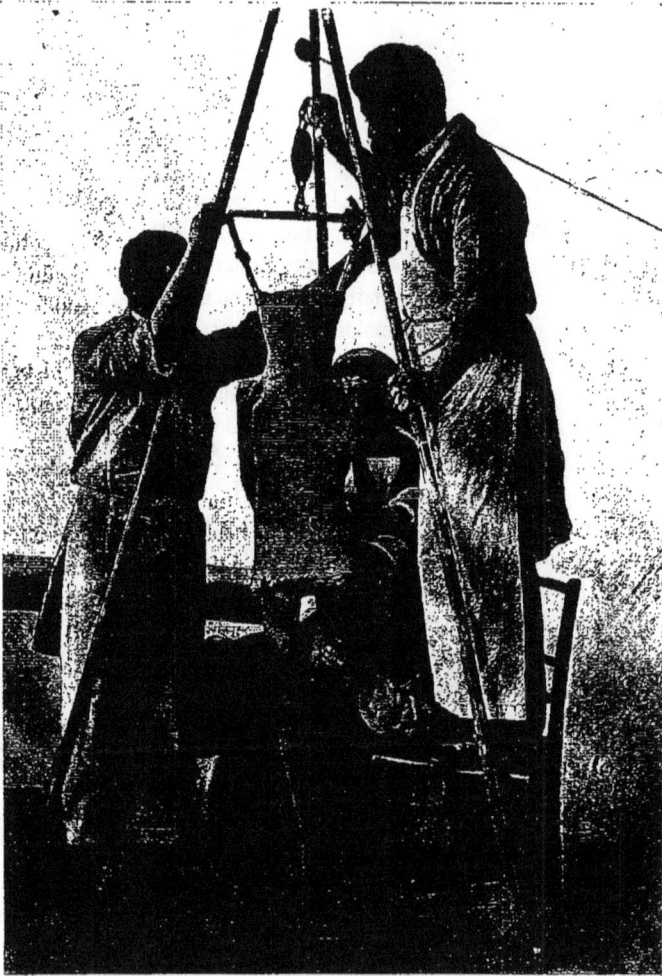

FIG. VII. — POSITION DONNÉE A L'ENFANT POUR FACILITER LA CONSTRUCTION
DE LA PARTIE CERVICALE DE L'APPAREIL.

L'EXTENSION FORCÉE DU RACHIS EST CONTINUÉE JUSQU'A LA DESSICCATION COMPLÈTE DU PLATRE.

— FIGURE VIII —

Lorsque la partie cervicale du bandage est à son tour bien solide, on enlève l'enfant de l'appareil à suspension. Pour cela, il suffit de couper les bandes de toile au-dessus du plâtre; on peut abandonner dans l'intérieur du bandage (mais il vaut mieux la retirer) la partie de ces bandes embrassée par lui, puis l'on dégage avec un bistouri les joues et le menton de l'enfant pour donner une liberté entière à la mâchoire inférieure.

L'on peut dégager également les creux axillaires et même le front de l'enfant, jusqu'à la ligne d'implantation des cheveux.

Si l'appareil était trop serré et gênait fâcheusement la respiration, il serait sage de l'ouvrir par une incision médiane antérieure et d'en laisser s'écarter les deux bords d'un à deux centimètres, sauf à les maintenir à cette distance par une bande roulée circulairement par-dessus l'appareil.

Pour aider à la dilatation du côté déprimé du thorax (le côté gauche chez l'enfant ici représentée; voir fig. ii), je fais pratiquer une fenêtre de 10 à 15 centimètres dans la partie de l'appareil qui répond à cette dépression.

J'espère amener ainsi la cage thoracique à se développer dans ce sens où elle ne trouve pas de résistance, tandis qu'elle est, au contraire, fortement comprimée dans le sens opposé.

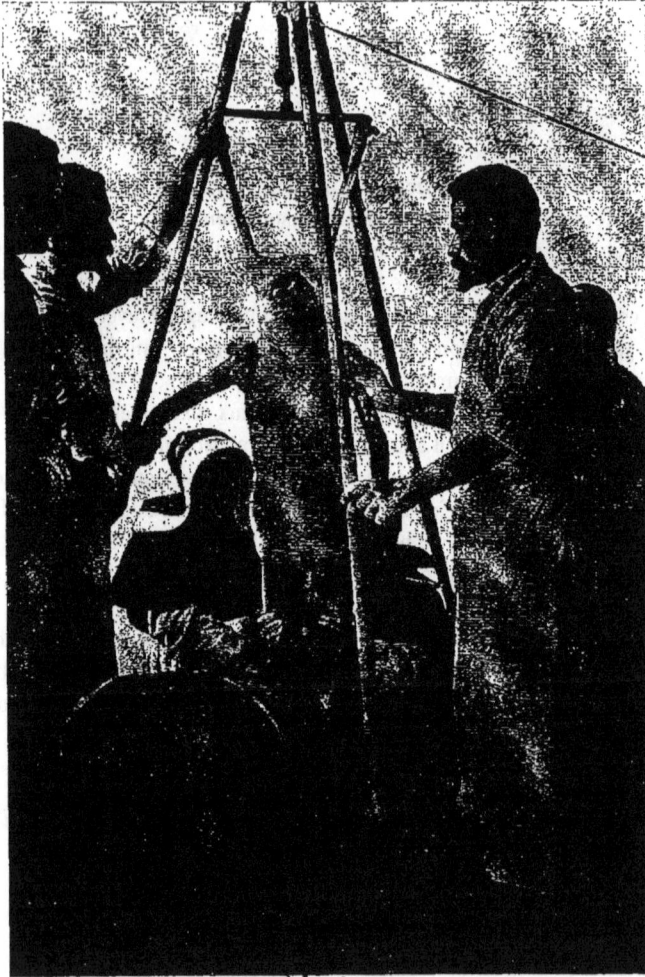

FIG. VIII. — L'ENFANT VUE DE FACE.
ON PEUT VOIR, AU BAS DE LA FIGURE, LES AIDES CHARGÉS DE CONTINUER
L'EXTENSION FORCÉE DU RACHIS.

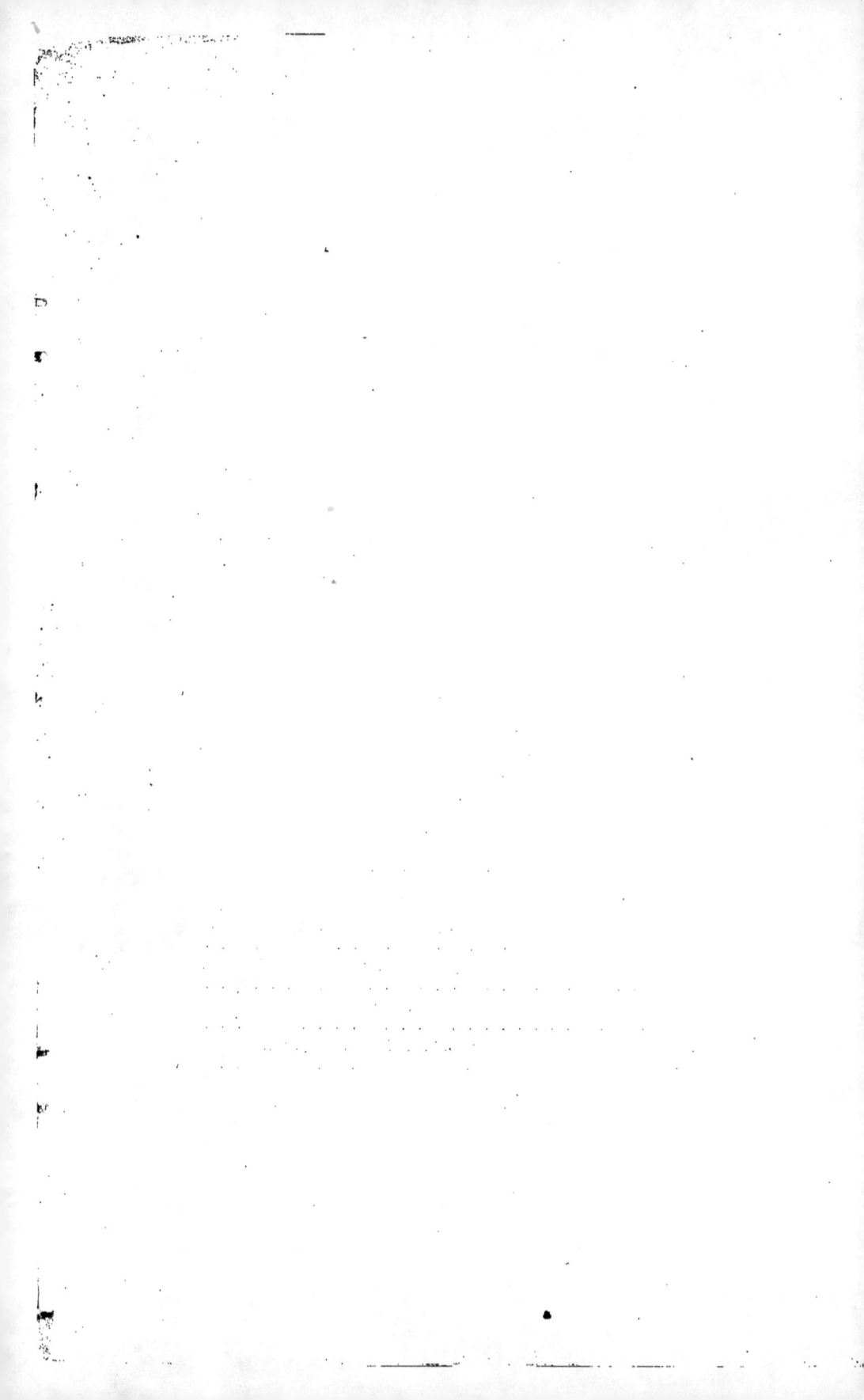

A LA MÊME LIBRAIRIE

Leçons cliniques sur les maladies de l'appareil locomoteur (*os, articulations, muscles*), par le Dr Kirmisson, professeur agrégé à la Faculté de médecine. 1 vol. in-8°, avec figures. . . . . 10 fr.

Revue d'Orthopédie, publié sous la direction du Dr Kirmisson, chirurgien de l'hôpital des Enfants-Assistés, avec la collaboration de MM. L. Ollier, A. Dubreuil, Piéchaud, O. Lannelongue, A. Poncet, Phocas. Secrétaire de la rédaction : Dr R. Sainton. — La *Revue d'Orthopédie* paraît tous les deux mois par fascicules et forme chaque année un volume in-8° d'environ 480 pages avec figures dans le texte.

    Abonnement : Paris, 12 fr. Départ. 14 fr. Union postale . . . 15 fr.

Traité de Chirurgie, publié sous la direction de Simon Duplay, professeur de clinique chirurgicale à la Faculté de médecine de Paris, chirurgien de l'Hôtel-Dieu, membre de l'Académie de médecine, et Paul Reclus, professeur agrégé à la Faculté de médecine de Paris, secrétaire général de la Société de Chirurgie, chirurgien des hôpitaux, membre de l'Académie de médecine, par MM. Berger, Broca, Delbet, Delens, Demoulin, Forgue, Gérard-Marchant, Hartmann, Heydenreich, Jalaguier, Kirmisson, Lagrange, Lejars, Michaux, Nélaton, Peyrot, Poncet, Quénu, Ricard, Segond, Tuffier, Walter. — *Seconde édition entièrement refondue.* — 8 forts volumes grand in-8° avec nombreuses figures dans le texte. En souscription . . . . 150 fr.

Cliniques chirurgicales de l'Hôtel-Dieu, par Simon Duplay, professeur de clinique chirurgicale à la Faculté de médecine de Paris, membre de l'Académie de médecine, chirurgien de l'Hôtel-Dieu. Recueillies et publiées par les docteurs Maurice Cazin, chef de clinique chirurgicale à l'Hôtel-Dieu, et S. Clado, chef des travaux gynécologiques à l'Hôtel-Dieu. 1 vol. in-8° de iv-406 pages avec figures dans le texte. . . . . 7 fr.

Leçons de Chirurgie (La Pitié, 1893-1894), par le Dr Félix Lejars, professeur agrégé à la Faculté de médecine de Paris, chirurgien des hôpitaux. 1 vol. in-8° avec 128 figures. . . . . 16 fr.

Clinique et critique chirurgicales, par le Dr Paul Reclus, chirurgien des hôpitaux, professeur agrégé à la Faculté de médecine de Paris, membre de l'Académie de médecine, secrétaire général de la Société de Chirurgie. 1 vol. in-8°. . . . . 10 fr.

Cliniques chirurgicales de l'Hôtel-Dieu, par le Dr Paul Reclus. 1 vol. in-8°. . . . . 10 fr.

Cliniques chirurgicales de la Pitié, par le Dr Paul Reclus. 1 volume in-8°. . . . . 10 fr.

La cocaïne en chirurgie, par le Dr Paul Reclus. 1 vol. petit in-8° de l'Encyclopédie des Aide-Mémoire. . . . . 2 fr. 50

35192. — Imp. Lahure, 9, rue de Flourus, Paris.

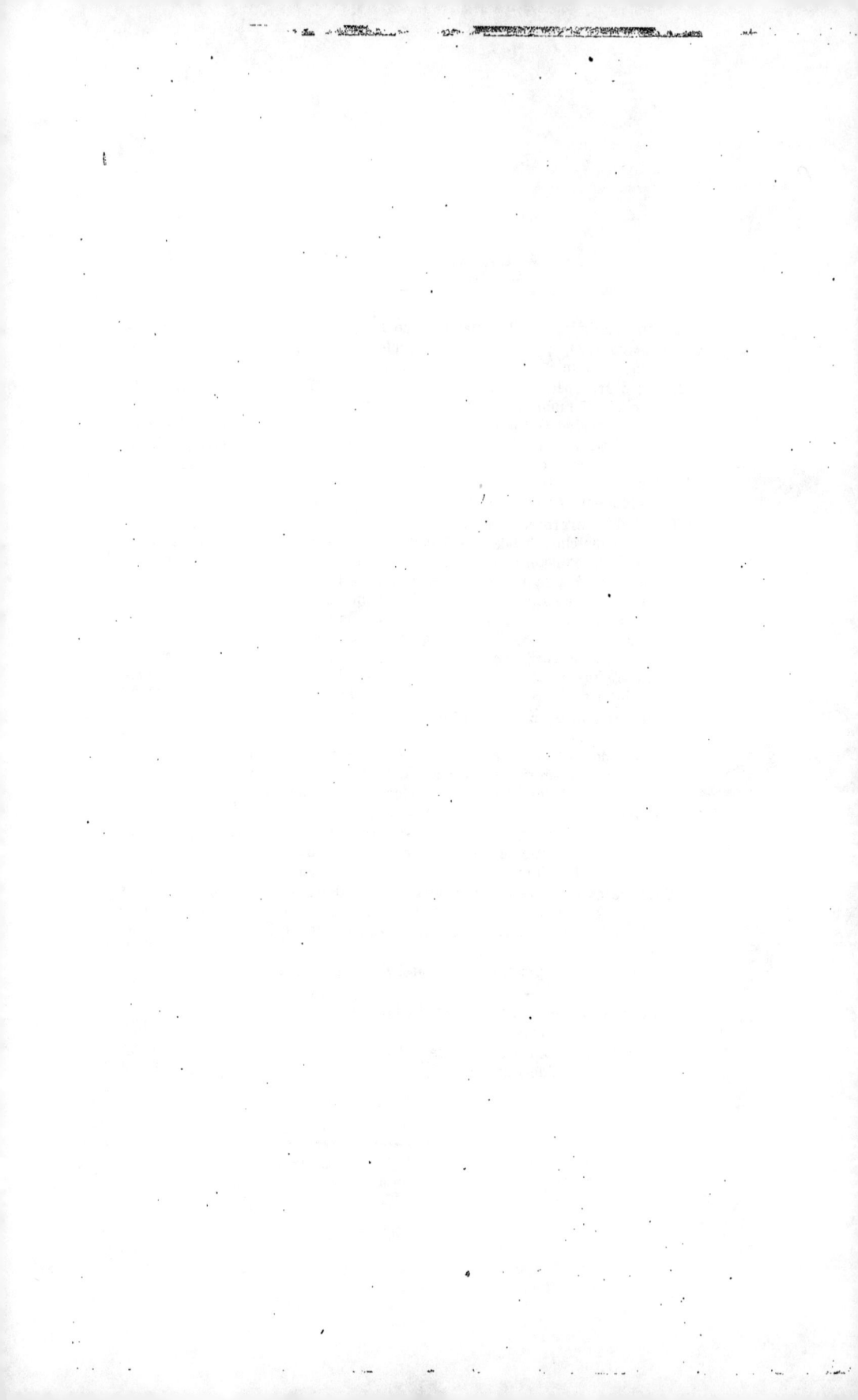

www.ingramcontent.com/pod-product-compliance
Lightning Source LLC
Chambersburg PA
CBHW070156200326
41520CB00018B/5423